L'ASEPSIE

ET

L'ANTISEPSIE

DE L'INTESTIN

PAR

LE Dr E. J.

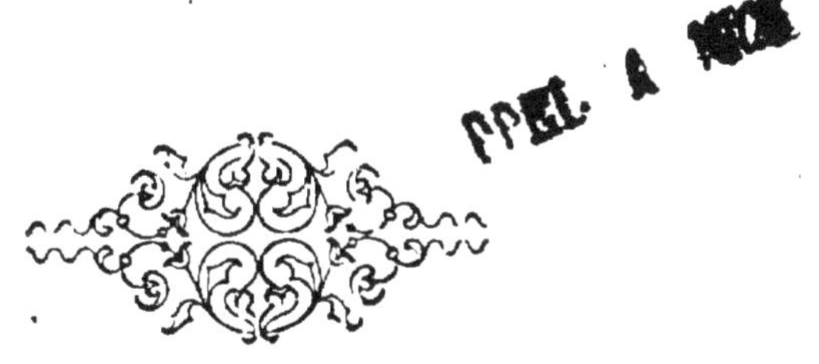

PARIS
IMPRIMERIE GÉNÉRALE LAHURE
9, RUE DE FLEURUS, 9

1891

L'ASEPSIE

ET

L'ANTISEPSIE

DE L'INTESTIN

PAR

LE Dr **E. J.**

PARIS

IMPRIMERIE GÉNÉRALE LAHURE

9, RUE DE FLEURUS, 9

1891

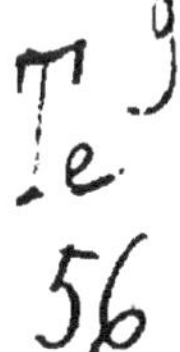

TABLE DES MATIÈRES

L'ASEPSIE

ET

L'ANTISEPSIE

DE L'INTESTIN

Les théories des anciens sur l'hygiène de l'intestin.

Les historiens anciens racontent qu'un berger nommé *Mélampe*, médecin et devin, ayant observé que les *chèvres étaient purgées* lorsqu'il leur arrivait de manger *de l'hellébore*, entreprit de guérir les filles de *Prœtus*, roi d'Argos, qui se croyaient changées en vaches, en leur faisant prendre du lait des chèvres ayant mangé de cette plante[1].

Si l'on étudie l'art de guérir à ses débuts chez les Égyptiens et chez les Grecs, on voit que les premières substances médicamenteuses employées furent *des purgatifs*.

Hérodote et *Diodore de Sicile* nous apprennent que les Égyptiens, persuadés que *toutes nos maladies viennent des aliments que nous prenons*, *se purgeaient* tous les mois pendant trois jours consécutifs, et avaient grand soin d'entretenir leur santé par des vomitifs et des lavements[2]. « Ils croyaient, dit *Diodore*, « que *toute nourriture contenait un superflu dont s'engendrent* « *les maladies*[3], et qu'ainsi *tout ce qui tend à évacuer le corps*

1. « Elleborum nigrum appellatur *Melampodium* quoniam caprarum pastor nomine Melampus furentes in se Prœtidas primus purgasse ob sanasse fertur. » **Dioscoride**, Comment., lib. 4, cap. 146.

« Melampodis fama divinationis artibus nata est. Ab hoc appellatur unum ellebori genus *Melampodion*. Aliqui pastorem eodem nomine invenisse tradunt, capras purgari pasta illo animadversantem, datoque lacte earum sanasse Prœtidas furentes. » **Pline**, lib. 25, cap. 15.

2. **Hérodote**, lib. 2, § LXXVII, traduction française de Gaucher.

3. Cette opinion des Égyptiens qu'il convenait d'entretenir constamment *la liberté et la propreté*, nous disons aujourd'hui l'*asepsie*, des voies digestives, correspond bien exactement à ce que le **Professeur Humbert** appelle *la septicémie intestinale* et aux *théories antiseptiques* de M. le **Professeur Grancher**.

« était le principe du mal et était le plus sûr *moyen d'entrete-*
« *nir et de ramener la santé*[1]. »

Chez les Grecs, nous venons de voir que la première substance médicamenteuse dont il soit fait mention est l'hellébore. Mélampe qui l'employa le premier est, au dire d'Apollodore[2], *l'Inventeur des Purgatifs*[3].

Au temps d'*Hippocrate* le nombre des purgatifs était déjà considérable; il nous suffira de citer, entre autres : l'*hellébore blanc*, l'*hellébore noir*, les *baies cnidiennes*, la *coloquinte*, la *brione*, l'*élatérium*, la *scammonée*, le *thapsia*, l'*aconit*, etc., etc.

La nature semble d'ailleurs n'avoir prodigué avec excès sur tous les points du globe les substances purgatives que pour mieux marquer la *variété infinie des effets de cette utile médication*. C'est ainsi que nous voyons la Chine et la Russie nous fournir la *rhubarbe*, l'Égypte le *séné*, la Guinée l'*aloès*, le Mexique le *jalap*.

De son côté la chimie a créé le *calomel*, que l'on doit à **Turquet de Mayenne**, le *sulfate de potasse*, découvert par **Glaser**, et enfin le *sulfate de soude*, qui a rendu immortel le nom de **Glauber** et que l'on désigne également sous le nom de **Sel admirable**, de **Sel de Glauber** (*Glauberita* en espagnol), ou encore de **Panacée de Glauber**.

Si depuis les temps les plus reculés jusqu'à nos jours le crédit des purgatifs a subi des atteintes, *ces atteintes ont plutôt visé certains purgatifs que la médication purgative elle-même*, qui a victorieusement traversé le cours des révolutions médicales.

Les purgatifs que nous offre le règne végétal ont eu des fortunes variables; l'observation et l'expérience semblent avoir mieux fixé le sort des substances minérales naturelles si répandues à la surface du globe, tantôt cristallisées, tantôt dissoutes dans les eaux, et se présentant, dans ce dernier cas, sous la forme d'eaux minérales purgatives dont la source de LA SALUD à **Carabaña** est le type.

La médecine ancienne ne considérait pas la purgation comme un phénomène purement physiologique donnant lieu à des évacuations naturelles à la suite de l'irritation des voies intestinales. Elle voyait là des humeurs, *des principes morbifiques attirés par les remèdes et entraînés par eux dans les selles*; l'évacua-

1. **Diodore**, lib. 1, sect. 2, § xxv, traduction de l'abbé Terrasson.
2. « *Melampus vaticinandi cognitione insignis, et qui potionandi expurgandique rationem primus inveneral.* » **Apollodore**, lib. 2.
3. **Servius**, in Virgil. *Georg.* lib. 3, vers 550.

tion de ces humeurs était l'effet capital des agents médicinaux qui nous occupent; les sécrétions de la muqueuse intestinale leur servaient seulement de véhicule.

« Cette théorie accordait naturellement un rôle fort important aux *purgatifs*. Ces agents possédaient la faculté de *provoquer, de hâter, d'assurer* cette *dépuration du sang*, en attirant à eux, pour s'en emparer, les *matières morbifiques* et en venant les déposer dans l'intestin. Toutes les précautions prises avant et pendant la purgation ne tendaient qu'à préparer les voies, qu'*à favoriser la sortie de ces humeurs morbifiques*, qu'à assurer, en un mot, une dépuration complète du sang, cela en dehors de toute préoccupation touchant à l'action physiologique du purgatif.

« Aussi quand, après un purgatif, la maladie continuait, on en concluait *qu'il restait encore à évacuer* et l'on recommençait; on administrait dans une seule maladie jusqu'à 10, 20, 30 purgations[1].

Il n'est donc pas étonnant de voir d'un coup s'élever à

13 240 livres 11 sols parisis une note payée en 1332 à Simon d'Épernon, apothicaire, pour remèdes fournis et administrés en l'Hôtel du Comte de Poitiers

Bouvard infligea à Louis XIII, *en une seule année, 215 médecines, 212 lavements et 47 saignées, sans compter les drogues à l'usage interne.*

Les comédies de Molière fourmillent d'allusions satiriques aux excès de la médication purgative employée par les médecins de son temps, *aux pourritures d'humeurs causées par une trop grande réplétion; aux humeurs putrides, tenaces, conglutineuses, qui sont contenues dans le bas-ventre;* à la nécessité de *tirer, détacher, arracher, expulser, évacuer lesdites humeurs par une purgation rigoureuse, par purgatifs propres et convenables.*

L'énumération des remèdes fournis par M. Purgon, dans la première scène du *Malade imaginaire*, n'a rien, elle, d'imaginaire, et le fameux

Clysterium donare,
Postea seignare,
Ensuitta purgare,

résume spirituellement l'art de guérir d'alors, ou ce qui constituait la théorie humorale.

La méthode expérimentale des **Claude Bernard, Vulpian, G. Sée, Dujardin-Baumetz**, etc., et de beaucoup d'auteurs étran-

1. Guy Patin. *Lettres.*

gers, détermine tout autrement l'action physiologique de la médication purgative. Mais, en cessant de servir de base à la pratique médicale, *les purgatifs n'en sont pas moins restés de précieux auxiliaires de la thérapeutique.*

Les théories modernes. — Action physiologique et classification des purgatifs. — Les phénomènes de l'absorption.

Le nom générique de *purgatifs* englobe indistinctement dans sa désignation la grande classe des remèdes *ayant pour résultat évident de provoquer des évacuations en plus ou moins grande abondance, et dans l'emploi desquels la médecine se propose surtout l'expulsion des matières impures de l'intestin.* Dans son esprit, cette acception n'a donc rien d'incompatible avec le terme *purifier*, qui pourrait aussi bien être le sens étymologique du mot *purgare*.

Limités dans leurs connaissances sur le chimisme stomacal[1], et l'anatomie pathologique, les anciens, dans les distinctions qu'ils faisaient entre les différents purgatifs, n'avaient pu *les désigner que d'après leurs effets purement matériels;* aussi les dénominations de :

Laxatifs, — *Minoratifs*, — *Cathartiques*, — *Drastiques*, — *Hypercathartiques*,

étaient-elles indépendantes de toute idée de l'action physiologique; elles indiquaient seulement une inégalité d'intensité dans des effets semblables. L'irritation d'un *minoratif* ou d'un *laxatif* se montrait *douce* et *légère*; plus *prononcée*, elle était le produit *d'un cathartique*; plus *vive*, plus *durable*, elle décelait le caractère *d'un drastique*.

Aujourd'hui la classification des purgatifs résulte d'une tout autre méthode. De toutes celles qui ont été proposées, aucune n'est à l'abri du reproche. Certains ont divisé les purgatifs en :

Cholagogues (selles bilieuses);
Hydragogues (selles séreuses);
Phlegmagogues (selles abondantes en mucus);

1. Voir *Bulletin médical*, nos des 1er décembre 1889, 26 janv., 6 juillet 1890.

Mélanagogues (chassant les atrabiles);

Penchymagogues (agissant sur les diverses humeurs de l'intestin et de ses glandes annexes).

Alibert, *Hartmann*, *Tomasini*, etc., ont suivi d'assez près cette classification.

M. le Professeur *G. Sée* a précisé les conditions que doit remplir une substance médicamenteuse quelconque pour être considérée comme un purgatif, savoir :

1° Ou bien *elle facilite* l'élimination des matières normales contenues dans l'intestin;

2° Ou bien elle *augmente* la production naturelle de ces matières;

3° Ou bien *encore* elle *accroît* la quantité par voie d'irritation,

et il a classé les purgatifs de la façon suivante :

1° Les *excitants nervo-moteurs* (café, belladone, tabac);

2° Les *agents simplement mécaniques* (graine de lin, de moutarde), ou à la fois *indigestes* (huile de ricin, d'amandes douces);

3° Les *irritants résineux ou glycérídés* dont les uns se dédoublent en présence d'un acide en sucre et en une matière résinoïde (cathartine), dont les autres agissent par des acides résineux (podophille), enfin dont la dernière catégorie se conduit comme de simples résines (jalap, scammonée, aloès);

4° Les *irritants diffusibles* (sels de potasse, de soude et de magnésie, calomel), et les fruits acidulés (tamarin, mannite).

Pour *M. Dujardin-Beaumetz* les purgatifs appartiennent à *quatre groupes :*

Le *premier* comprend ceux qui agissent simplement en *augmentant la sécrétion* intestinale;

Le *second* ceux qui amènent la purgation en *augmentant la sécrétion* et en *exagérant les contractions* intestinales, et parm eux nous trouvons ceux qui agissent surtout sur la sécrétion intestinale (drastiques) et ceux qui font plus spécialement couler la bile (cholagogues);

Le *troisième* groupe comprend les agents qui *produisent l'action purgative* en agissant exclusivement sur *les parois musculaires de l'intestin* (l'atropine, les strychos);

Dans le *quatrième* groupe enfin rentrent les agents qui *agissent par action mécanique.*

Le *premier groupe* se subdivise en :

1° **Purgatifs salins**, *sulfates de soude et de magnésie*, *phosphate de soude*, *citrate de magnésie*, *magnésie calcinée*, *les sedlitz-powders*, les eaux minérales chlorurées sodiques (Balaruc, Bourbonne, Bourbon-l'Archambault), les sulfatées sodiques faibles (Brides, Chatelguyon); les sulfatées sodiques fortes (Carabaña); les sulfatées magnésiennes amères (eaux allemandes);

2° **Purgatifs sucrés**, *manne*, *miel*, *casse*, *tamarin*, *pruneaux*.

Le *second groupe*, celui des purgatifs qui augmentent les sécrétions intestinales et la contraction de l'intestin, se subdivise en :

1° **Cholagogues** (*calomel*, *rhubarbe*, *podophyllin*, *aloès*, *cascara sagrada*),

et en :

2° **Drastiques** (*séné*, *turbith*, *jalap*, *scammonée*, *coloquinte*, *élatérium*, *croton*).

Dans le *troisième groupe* rentrent les strychos (*teinture amère dè Beaumé*, *noix vomique*) et la belladone, et aussi un moyen physique qui exagère la contraction intestinale, l'*électricité*.

Enfin le *quatrième groupe* des substances purgatives comprend celles qui agissent par action mécanique (farine de moutarde et rhubarbe, huile de ricin, etc.). »

La division de **M. Dujardin-Beaumetz** offre sur les autres cet avantage de *mettre lumineusement en relief le mode d'action particulière de chaque substance purgative*.

De cette diversité des purgatifs il résulte qu'il n'y a pas un *principe purgatif*, mais un *mode d'action des purgatifs variant avec chacun des groupes*, ainsi que l'ont démontré les études sur l'action physiologique de ces substances, que nous devons à **Colin**, **Moreau**, **Vulpian** en *France*; **Lauder-Brunton**, **Vignal**, **Rutherford** en *Angleterre*; **Thiry**, **Briéger**, **Radziejewski** en *Allemagne*.

La connaissance chaque jour plus complète des actes chimiques de la digestion, d'une part, et de l'action physiologique des substances purgatives de l'autre, ont donc établi que *l'action d'un médicament purgatif fait naître un ensemble de symptômes bien divers dans l'opération organique qu'on nomme* **Purgation.** Ces symptômes se rattachent :

1° A *l'action locale* qu'engendre l'absorption d'un purgatif;

2° Aux *phénomènes généraux* qui en découlent physiologiquement;

3° Aux *abus de cette médication.* »

Le médecin est toujours en droit de demander aux purgatifs autre chose que de provoquer des garde-robes, car, en dehors de cet acte d'évacuation, certaines substances éveillent l'idée de *dépuration, d'expulsion avec réaction secondaire favorable sur l'ensemble de l'organisme.* Que la purgation soit le fait de l'accroissement d'énergie dans l'augmentation *des mouvements péristaltiques de l'intestin,* ou qu'elle soit le fait de *l'irritation sécrétoire de la muqueuse intestinale,* il n'en reste pas moins certain que toutes les substances qui ont *la propriété de purger* sont loin de susciter les mêmes phénomènes généraux, et que toutes n'attaquant pas de la même manière les tissus organiques, *elles ne font pas naître des effets identiques* dans les fonctions de la vie.

Les expériences de **Moreau, Colin, Vulpian, Bucchkeim,** etc., ont mis en évidence l'absorption des substances purgatives[1], leur circulation dans le sang et leur élimination; *c'est cette absorption des substances purgatives qui produit des actions secondaires.*

Le *sulfate de magnésie* a été retrouvé dans certaines sécrétions, en particulier dans l'urine. Moins facile pour le *chlorure de sodium* et le *sulfate de soude,* qui existent normalement dans le sang et dans les humeurs, la preuve expérimentale de l'absorption de ces sels n'en a pas moins été manifestement établie. La *rhubarbe,* la *gomme-gutte,* le *séné* colorent l'urine; nombre de substances s'éliminent par le foie; on les retrouve dans la bile.

D'autre part, en démontrant que les sels sont absorbés et passent dans les urines, **Vulpian** a insisté sur l'état de la muqueuse, toujours congestionnée, et sur l'examen du liquide sécrété pour prouver que les *purgatifs salins* principalement agissent en déterminant un *catarrhe passager de la muqueuse intestinale;* enfin, des expériences de **A. Moreau** il résulte que l'action osmotique n'est que passagère et existe seulement au début de l'action des substances salines.

1. Voir *Académie de médecine,* séance du 8 avril 1879. — *Société de Biologie,* 8 juin 1878, 5 avril, 24 mai 1879.

L'étude des faits consécutifs à leur absorption a suffi à démontrer combien les purgatifs *peuvent devenir d'un secours précieux dans le traitement des maladies les plus diverses.* C'est ainsi qu'ils ont pu :

Faire cesser des vomissements rebelles;

Arrêter la diarrhée;

Agir comme dérivatifs dans les hydropisies et les infiltrations en général;

Agir comme révulsifs dans la diarrhée, l'arthrite catarrhale, la dysenterie épidémique[1]*;*

Agir comme dépuratifs dans nombre d'affections intestinales ou autres à caractère infectieux, etc.

Outre les sécrétions muqueuses et les sécrétions des glandes annexes de l'intestin, un des facteurs nécessaires à l'exonération consiste dans *la contraction des tuniques musculeuses du tube digestif.* Ce rôle est dû principalement aux convulsivants, aux hypercriniques, et leur action sur les muscles lisses de l'intestin se montre particulièrement avantageuse dans la *constipation suite d'atonie intestinale.*

Enfin appliquée au traitement de l'*obésité*, la médication purgative, *outre son action spoliatrice*, constitue par essence une véritable *cure eutrophique ou d'assimilation;* en effet, les saignées séreuses répétées augmentent la plasticité du sang et le nombre des globules de notre chair coulante. De là une *action tonique, totius substantiæ*, qui *relève les forces languissantes* et excite à l'exercice et à la dépense musculaire un organisme jusque-là voué à la sédentarité obligatoire. A l'oxydation active des tissus succédera donc l'amaigrissement accompagné *d'un sentiment ineffable de vigueur et de bien-être.* Le cœur et les poumons augmenteront leur énergie, et les états congestifs œdémateux ou apoplectiformes qui menaçaient les divers organes disparaîtront. L'observation a relevé *un grand nombre d'obèses* guéris absolument ou améliorés fortement par un *usage prolongé de la purgation saline.*

1 Trousseau et Bonnet, Trousseau et Parmentier.

Rôle de la médication purgative au point de vue de l'asepsie et de l'antisepsie de l'intestin.

Les substances mal digérées ou altérées ne manquent pas dans l'intestin : *saburres* de l'embarras gastrique, *putridités* des dyspepsies, etc. Dans un grand nombre de cas pathologiques, l'intestin renferme donc des substances putrides et les absorbe. L'empoisonnement consécutif à leur passage dans le sang constitue ce que *M. G. Humbert* a appelé la *Septicémie intestinale.*

« Le contenu de l'intestin, disait dans sa thèse l'éminent expé-« rimentateur[1], se compose essentiellement de substances orga-« niques. *Les matières intestinales sont donc essentiellement* « *putrescibles.* Dès qu'il y a arrêt, stagnation, elles ont le temps « de subir, avant d'être expulsées, *un certain degré de décompo-* « *sition*; elles se putréfient; leur absorption fait naître la *septi-* « *cémie.* »

L'insuffisance de suc gastrique peut produire le même effet que l'altération des liquides sécrétés, car, de cette insuffisance, il résulte que le *superflu de la masse alimentaire* non attaquée par eux demeure soustrait aux réactions physiologiques qui peuvent *en prévenir la décomposition.* Bien que les matières septiques se divisent ainsi d'elles-mêmes *en produits de désassimilation* et en *produits de putréfaction proprement dite*, leur origine, selon *M. G. Humbert*, n'en est pas moins *unique.* D'après lui, les mots de : *assimilation*, *désassimilation*, *putréfaction* ne servent qu'à distinguer certaines séries dans les transformations de la matière qu'il ramène toutes à un seul acte, la combustion ou fermentation, c'est-à-dire *l'action de l'oxygène sur la matière.*

Quelle que soit d'ailleurs la nature des matières putrides intestinales, l'effet de leur absorption est le même et *Stich* le traduisait ainsi :

« L'organisme animal porte toujours en lui le contenu de l'in-« testin, les matériaux d'un empoisonnement putride. Leur in-« fluence dans le cours normal des processus physiologiques

1. G. Humbert, *Thèse*, 1873.

« semble être détruite par des modifications antérieures qui con-
« sistent en partie dans les actes fonctionnels de la muqueuse
« correspondante, en partie dans une élimination nouvelle et
« prompte et dans la destruction des matières résorbées[1]. »

Que la septicémie intestinale se produise soit *sans* rétention des matières[2], soit *consécutivement* à la rétention des matières *par* ou *sans* occlusion de l'intestin[3], ***l'intervention des purgatifs répondra donc à un double objectif :***

1° En mettant à profit les propriétés *antiseptiques* de certains d'entre eux pour *empêcher les fermentations putrides* de prendre naissance dans le tube intestinal et *détruire les éléments septiques qui s'y sont développés ;*

2° En favorisant *l'expulsion prompte et rapide* de ces principes développés dans le tube digestif.

Certains purgatifs pourront donc jouer le rôle de véritables *antiseptiques* ou plutôt de véritables *antibioïques*, pour nous servir de l'expression du docteur *Charles Brame* (de Tours), puisque, dans ce cas, ils se comporteront en *parasiticides*[4].

Disons de suite qu'au nombre des corps *neutralisants* ou *antivirulents* susceptibles de *rendre inertes des produits nuisibles* ou de détruire *des germes morbides* virulents, nous voyons figurer le *chlorure de sodium*[5], le benzoate de soude, le silicate de soude, le *sulfure de sodium*[6] et les sulfureux en général, etc.

Ces intéressantes recherches sur les fermentations putrides de l'intestin se rapprochent par certains côtés de la médication traditionnelle de nos pères. *M. Dujardin-Beaumetz* fait remarquer à ce propos qu'il suffirait, en somme, de remplacer les mots *humeurs peccantes* par ceux de *micro-organismes*, et *humeurs atrabilaires* par ceux de *alcaloïdes de la putréfaction* pour rendre à tout un groupe de médicaments leur importance primi-

1. **G. Humbert**, *Thèse*, 1873.
2. Cas de septicémie intestinale *sans* rétention des matières : *fièvre typhoïde, scorbut.*
3. Cas de septicémie intestinale *consécutive* à la rétention des matières intestinales :

1° *Sans* occlusion de l'intestin, *constipation, embarras gastrique;*
2° *Par* occlusion de l'intestin, *étranglement interne, hernies.*

4. *Journal d'hygiène*, 3 juin 1880.
5. L'Eau de **Carabaña** contient 1gr,600 de *chlorure de sodium.*
6. L'Eau de **Carabaña** contient 0gr,0199 de *sulfure de sodium.*

tive, avec cette différence toutefois de n'en point prescrire indifféremment l'usage.

Cette application des purgatifs ne nous éloigne pas du sens étymologique du mot *purgare*, *purifier*.

Action de la médication purgative sur la digestion.

Les phénomènes généraux des purgatifs dépendent :

Ou bien de la *plus ou moins grande proportion* de substances purgatives absorbées et portées dans la masse sanguine,

Ou bien des *phénomènes sympathiques* que peut produire, par elle-même, l'irritation intestinale.

En outre, *l'intensité des symptômes* qui accompagnent la médication purgative ne dépend pas seulement de *l'énergie du purgatif administré*, mais aussi de *l'idiosyncrasie de la personne purgée.*

Quant au nombre de selles, il présente aussi une extrême variété. Si, en général, il est en rapport avec l'énergie intrinsèque et la dose du purgatif, il ne faudrait pas juger de *l'énergie d'un purgatif* par *le nombre d'évacuations* qu'il occasionne. Il y a plus : de ce que l'emploi d'une substance purgative n'est pas suivi d'évacuations, on n'est pas autorisé à conclure que cette substance est restée inerte, qu'elle n'a pas produit d'effet. Si elle a occasionné un certain degré de chaleur abdominale, si elle a déterminé sur la surface intestinale une irritation locale, cette substance a *mis en jeu sa vertu spéciale*[1].

D'ailleurs, la purgation ayant pour résultat de vider l'intestin, il faut se garder des substances qui épuisent, en quelque sorte, les sécrétions et ne laissent pas un temps suffisant pour le retour des conditions physiologiques à l'excrétion alvine, usent et émoussent, pour ainsi dire, l'excitabilité que, normalement, la seule impression des matières stercorales doit permettre de mettre en jeu; ces substances *amènent infailliblement la constipation, compromettent la nutrition et jettent l'économie dans une excessive faiblesse.* Au contraire, c'est une simple irritation intestinale passagère et fugace qui *caractérise l'action*

1. Simon, observations in *Arch. de Méd.*

de la médication purgative par *l'Eau minérale non amère de* **Carabaña.**

Les anciens avaient déjà été frappés de la relation qui paraît exister entre le système nerveux et l'estomac[1]. Ils savaient que *les troubles de l'appareil digestif* entraînent *la langueur du système circulatoire*, elle-même suivie de la *langueur des fonctions cérébrales* dont les troubles nerveux sont la conséquence. Les études de l'École allemande et de l'École française, *études chimique et clinique du suc gastrique, connaissance de la septicémie intestinale*, nous ont tracé des voies nouvelles dans l'application de la médication purgative.

En somme, nous redevenons *quelque peu humoristes*, et, grâce aux découvertes de la science moderne, *la médication purgative*, avec des moyens différents, tend à reprendre dans l'hygiène et dans la thérapeutique *le rang qu'elle occupait autrefois.*

Les travaux des ***Vulpian***, des ***G. Sée***, des ***Pavy***, des ***Bouchard***, appuyés sur les données les plus précises de la physiologie expérimentale, démontrent que *les troubles les plus graves* qui altèrent le processus chimique de la digestion sont dus *à la présence des ferments morbides* accumulés *dans l'estomac et dans l'intestin.*

La physiologie aussi bien que la diététique nous enseignent donc que :

La médication laxative et dépurative est la seule qui convienne pour combattre les troubles gastro-hépatiques et gastro-intestinaux qui entravent si souvent l'acte digestif.

Dans le cours de toutes les maladies aiguës ou chroniques, les praticiens de tous les temps se sont accordés à regarder comme une *condition essentielle du traitement*, le soin *d'entretenir la liberté du ventre*, et ils atteignent ce but par les *laxatifs* ou les *purgatifs.*

Mais il est des cas ou la médication désobstruante n'est pas réduite au simple rôle d'une pratique accessoire. Ainsi *lorsque la constipation* en arrive au point de devenir la cause première et essentielle de tout un appareil de *symptômes morbides*, ce purgatif désobstruant acquiert une valeur importante, comme étant le *véritable spécifique* dans le cas *pathologique constaté.*

Quand, au contraire, la *constipation* est une sorte d'*affection*

1. **Dujardin-Beaumetz.** *Leçons* à l'Hôpital Cochin, juin 1890.

chronique, une disposition habituelle, il conviendra de joindre à *l'usage des purgatifs* un ensemble de mesures hygiéniques[1] propres à en assurer les effets. Mais il faudra user des purgatifs à doses faibles et fractionnées, à seule fin de donner à la tunique musculeuse le ressort nécessaire pour aider à l'action expultrice des muscles abdominaux; c'est ce que permet l'Eau minérale à la fois énergique et douce de **Carabaña**.

Le vieil adage que nous devons, sans doute, à l'École de Salerne :

La tête fraîche, le ventre libre et les pieds chauds,

n'est autre que la théorie de l'action réflexe des troubles digestifs sur les nerfs de la circulation. En six vers charmants, Dorat nous en donne une autre formule :

Digérez-vous? voilà l'affaire.
L'homme n'est rien s'il ne digère.
Car sans cela plaisirs et jeux
S'envolent au pays des fables.
L'esprit fait les mortels affables,
Mais l'estomac les rend heureux!

Et qu'elles sont nombreuses *les causes de troubles de notre appareil digestif!* On en a vu plus haut la trop longue énumération.

La médication par l'Eau minérale de **Carabaña** remédie à cet état de choses, qui finirait à la longue par délabrer les plus fortes constitutions. Grâce à elle, *la migration des liquides alimentaires* ou autres, contenus dans l'intestin, *s'opère avec plus de rapidité;* son pouvoir fondant *exonère* et *régularise la circulation centrale*, enraye les stagnations excrémentitielles, rétablit l'assimilation et *assure la propreté et l'asepsie de la muqueuse digestive.*

En voici quelques preuves :

OBSERVATIONS

25. — « J'ai fait usage dans ma pratique, dit ***M. le Docteur R. F. C.***, d'Eau médicinale naturelle de **Carabaña**, et j'ai observé que c'est un

1. Ces mesures peuvent se résumer ainsi :

1° Solliciter l'intestin régulièrement tous les matins ou tous les soirs à la même heure et provoquer des garde-robes.

2° Manger lentement, bien mastiquer, observer des heures régulières pour les repas, faire toujours une promenade en sortant de table.

3° Eviter les repas copieux, les alcools, les farineux. Boire de la bière légère.

4° Promenades et exercices fréquents.

purgatif doux et sûr, qui ne produit *pas de douleurs*, ***de coliques***, ni d'incommodités, ce qui fait que j'ai pu en continuer l'usage pendant plusieurs jours consécutifs, en utilisant non seulement ses propriétés évacuantes, mais aussi son ***pouvoir désobstruant et régularisateur des actes fonctionnels de l'appareil digestif.*** »

56. — « L'Eau minéro-médicinale de **Carabaña** m'a démontré par son usage, dit ***M. le Docteur T. S.***, qu'administrée à doses moyennes, elle *purge sans irriter;* et je considère qu'à doses moindres et répétées, elle est très utile dans le traitement des ***dyspepsies produites par le catarrhe chronique de la muqueuse gastro-duodénale*** ou par l'engourdissement dans la ***fonction sécrétoire de la bile.*** »

39. — « Dans les consultations à ma clinique, ainsi que dans ma pratique particulière, dit le ***Professeur J. F.***, j'ai administré les Eaux de **Carabaña** à un grand nombre de malades. Chez tous j'ai obtenu desdites eaux un ***effet purgatif doux*** sans qu'elles causent de la répugnance en les prenant et *sans irritation consécutive.*

« Leur administration dans les *saburres gastriques*, dans les *dyspepsies* et dans la *jaunisse* par obstruction spasmodique, produit des ***effets merveilleux.*** Je crois, par conséquent, que ces eaux sont ***préférables à celles de leur classe*** et recommandables, non seulement dans les cas où il est nécessaire de *purger d'une manière douce*, mais aussi dans ceux où il *est avantageux de soutenir une sécrétion intestinale* pour combattre les ***maladies d'autres organes qui correspondent avec le tube digestif.*** »

114. — « *Tous les médecins* qui ont expérimenté l'Eau minéro-médicinale de **Carabaña**, dit le ***Professeur F. G.***, sont d'accord pour déclarer *ses bons effets sur l'appareil gastro-hépatico-intestinal.* Elle détermine en lui une action purgative modérée qui agit directement sur les intestins dans lesquels elle provoque des *mouvements péristaltiques, mais si doux* que, quoique soumis longtemps à son influence, les malades ne ressentent pas ces incommodités, je *dirai même ces véritables douleurs que produisent habituellement les autres purgatifs.* J'ai donc reconnu, et je l'ai vu maintes fois se confirmer dans ma pratique, cette action ***éminemment régularisatrice des fonctions digestives*** de l'Eau de **Carabaña**, action précieuse qui fait sentir sa ***bienfaisante influence*** dans toute l'économie. »

129. — « Un très grand nombre de fois, dit le ***Docteur M. R.***, j'ai eu occasion d'observer les bons effets des Eaux purgatives de **Carabaña.** Elles se conduisent en *stimulant la sensibilité et la contractilité intestinale;* elles mettent en jeu leur activité sécrétoire, et produisent les sécrétions muqueuses intestinales sans irritation; *elles dissolvent et désunissent avec douceur les matières contenues dans les intestins*, et, produisant bien la délivrance, elles rafraîchissent la périphérie sans ***provoquer ni la soif, ni la sécheresse de la peau.***

« Elles enrichissent la sérosité sanguine en augmentant les proportions de ses éléments et ***restaurent l'organisme.*** »

31. — « Tout en reconnaissant les différentes applications thérapeutiques de l'Eau de **Carabaña** selon la forme et la dose employées, dit le ***Docteur P. P.***, j'ai utilisé plus souvent les effets purgatifs. La

promptitude et la ***sûreté*** avec lesquelles ses effets se présentent rendent cette Eau très recommandable dans les affections aiguës qui réclament une dérivation énergique sur le tube intestinal.

« Dans les maladies chroniques qui exigent l'*usage continu des purgatifs salins*, l'action douce de l'Eau de **Carabaña** m'a permis de l'administrer pendant ***longtemps sans déterminer d'accidents gastriques.*** »

38. — « Comme *laxatives*, *anti-herpétiques* et *dépuratives* dans l'état humoral du corps humain, dit le ***Professeur M. M...***, les Eaux de **Carabaña** figurent et doivent figurer, j'en ai fait souvent l'expérience, au ***premier rang parmi les eaux de leur classe.***

« Je considère, par conséquent, comme parfaitement méritées, aussi bien les *hautes récompenses qu'elles ont obtenues* que les ***flatteuses opinions émises à leur sujet par le professorat médical qui les recommande.*** »

189. — « *Surpris agréablement* depuis le moment où, pour la *première fois, je fis usage de l'Eau de* **Carabaña**, dit le ***Professeur B. M.***, je l'ai soumise à une observation attentive, et j'ai constaté ses ***persistants et bienfaisants effets.*** Je l'ai employée beaucoup et pour beaucoup de malades, particulièrement dans les *catarrhes chroniques gastro-intestinaux* signalés par une astriction opiniâtre et contre lesquels *divers médicaments restaient inefficaces.*

« Ces malades furent soumis énergiquement à l'usage de l'Eau de **Carabaña**, et, en peu de temps, ils obtinrent leur ***complète guérison*** et le ***rétablissement de leur santé.*** Ces résultats sont d'autant plus remarquables que, parmi les malades guéris, il s'en trouvait un qui souffrait depuis sept ans de catharre chronique gastro-intestinal accompagné d'*éruptions herpétiques.* Je puis donc assurer que l'*Eau purgative, dépurative* et *anti-herpétique de* **Carabaña**, en répercutant son action de l'appareil gastro-hépatique jusqu'au centre des humeurs, opère aussi en attaquant les virus *diatétiques* et en harmonisant l'élément organique pour qu'il marche à l'unisson avec le rythme vital. Son emploi convenable n'offre pas non plus le *danger des autres eaux ou purgatifs.* C'est donc un ***précieux médicament*** pour tous les *âges*, tous les *sexes*, tous les *tempéraments.* L'Eau de **Carabaña** a enrichi la thérapeutique d'un ***nouveau joyau;*** c'est un devoir que d'en vulgariser l'emploi, ***devoir humanitaire qui ne saurait être éludé.*** »

Du choix de la médication purgative. — Les eaux de pays allemands et les eaux de pays latins. — Une source minérale naturelle purgative. — Carabaña.

L'étude expérimentale des eaux minérales non seulement au point de vue de leur action physiologique, mais aussi au point de *vue analytique de leurs principes constituants* dégagés par l'analyse chimique, a permis au praticien de découvrir des propriétés toxiques ignorées et, partant, la nocuité de ces principes; de cette façon le thérapeute s'est vu prémunir contre les dangers possibles d'une application imprudente ou exagérée, en même temps qu'il était ainsi guidé par *l'emploi rationnel d'un moyen médicamenteux souvent précieux.*

Sydenham[1] nous dit avec raison que « les *vertus hydrominérales « se communiquent plus sûrement à la masse du sang et s'incor- « porent à nos tissus qui ont pour les eaux minérales une affinité « élective spéciale.* »

Tous les sels d'une eau minérale naturelle, en effet, ont entre eux une intime relation; ils sont éminemment absorbables, et aucune autre substance ne saurait leur être comparable quant *aux effets de régénération nutritive qu'ils suscitent et aux résultats curatifs qu'ils provoquent.*

OBSERVATIONS

15. — « L'*emploi rationnel et scientifique des purgatifs salins*, dit le **Docteur J. de C.**, Professeur de thérapeutique et de matière médicale, a ses naturelles et légitimes indications auxquelles l'usage de l'Eau minéro-médicinale purgative de **Carabaña**, qui doit sa *principale minéralisation au sulfate de soude*, satisfait complètement; elle provoque des évacuations séro-muqueuses avec la plus grande douceur. C'est en même temps un des ***purgatifs les plus fidèles*** et les ***plus sûrs*** que l'on puisse employer. Il opère comme un des meilleurs hydragogues connus, et, manié par un praticien prudent et expérimenté, il peut procurer de grands avantages dans le traitement d'*un grand nombre de douleurs dyscrasiques*, selon ce que j'ai eu occasion d'observer. »

224. — « Les Eaux de **Carabaña**, dit le professeur L. A., ont été d'abord employées comme un ***purgatif doux et sûr***, même ***pour les enfants*** et les personnes *dont le palais est délicat.*

« Mais les indications les plus précieuses et les mieux définies résident dans ces cas où le médecin veut provoquer une spoliation soutenue sans congestionner les organes digestifs ni l'appareil génito-urinaire. »

130. — « Ayant fait usage en différentes occasions d'Eau minérale de **Carabaña**, dit le ***Docteur V. L.***, j'ai observé constamment qu'elle *réunit tous les avantages des purgatifs salins et des eaux naturelles salines.* Ce qui la distingue surtout, c'est la *certitude de ses effets* et l'absence de tous phénomènes fâcheux indiquant une irritation intestinale et autres troubles communs aux autres purgatifs. »

1. Voir aussi du même auteur, *Tractatus de hydrope.*

35. — « J'ai dû au hasard, dit le ***Professeur F. F.***, du corps de santé militaire, d'*employer pour la première fois sur l'un de mes malades l'Eau de* **Carabaña**, dans le but de remplir une indication purgative. *En présence du succès que j'obtins avec elle*, j'ai continué d'y avoir recours toutes les fois que j'ai cru que les salins étaient indiqués et elle a toujours répondu au but que je me proposais, *en purgeant sans occasionner ni fatigues, ni douleurs intestinales.*

« Je considère, par conséquent, l'Eau de **Carabaña** comme *étant d'une grande utilité* dans tous les cas où le médecin se propose de provoquer des évacuations *sans produire d'irritation gastro-intestinale.* »

C'est par l'expérience et par l'observation cliniques que les eaux des sources minérales naturelles purgatives ont établi leur supériorité sur toutes les autres substances, et, parmi elles, les eaux à *proportions élevées de sulfate de soude*, comme l'Eau de **Carabaña**, occupent le *premier rang*. Ce que nous venons de dire de leur *facilité d'absorption* explique *l'action bienfaisante* que les éléments dont elles se composent peuvent exercer en se *répandant dans l'organisme tout entier*, parallèlement à leurs propriétés évacuantes.

Cette *nouvelle manière d'envisager le rôle de la médication purgative* révèle par plus d'un côté les *inconvénients manifestes des eaux purgatives* qui, jusqu'à ce jour, se sont partagé la faveur du public, et les termes de comparaison que nous possédons aujourd'hui ont déjà *réduit à leur juste valeur* des vertus trop hautement proclamées.

Personne n'ignore que *les eaux allemandes vendues jusqu'à ce jour comme eaux purgatives proviennent d'infiltrations superficielles* à travers les terrains magnésiens dont elles s'imprègnent. On creuse des *puits non maçonnés* de 1 mètre de diamètre et de 2 mètres de profondeur environ, reliés entre eux par des conduits. L'eau s'y accumule *et par la pluie et par les infiltrations*; elle s'y charge, pendant son séjour, de matières salines empruntées aux terrains environnants, dans des proportions variant *constamment avec le sol lui-même, la température extérieure*, la saison, l'état hygrométrique, etc. Aussi ces divers puits *donnent-ils chacun un produit différent, tantôt inactif, tantôt violent, jamais semblable à lui-même.* Les Eaux ainsi recueillies sont préparées pour l'embouteillage et expédiées. *Il est rare qu'elles portent le nom de leur lieu de provenance. Elles ont reçu pour la plupart celui de généraux ou de princes*, de sorte qu'il serait *impossible d'aller sur place constater leurs conditions originelles.*

Nous sommes au moins fixés sur l'existence de **Carabaña**.

Carabaña est une localité assez importante de la province de Madrid; elle compte 550 feux et 1706 habitants; elle dépend du district de Chinchon; elle communique avec Madrid dont elle est distante de *51 kil.* par la station du chemin de fer *de Arganda* dont elle *est séparée par 20 kilomètres*. Située sur la rive droite de la *Tajuña*, au pied de collines qui l'entourent à l'est et au nord, dans une vallée spacieuse et fertile, **Carabaña** possède un horizon pittoresque et un délicieux climat[1].

Au dire des historiens, *son origine est fort ancienne* : d'aucuns la considèrent comme antérieure à la domination romaine; ils assurent qu'elle fut fondée par *les Caracitains*, tribu vaillante des Bétons, qui, chassés de leurs cavernes, se réfugièrent dans la *Carpétanie* et fondèrent sur les bords de la Tajuña la ville de *Caracca*, aujourd'hui **Carabaña**.

Pendant la période romaine elle devint un point important de la voie militaire qui, partant de Rome, passait par Merida. *De nombreuses antiquités ont été trouvées aux environs*, dans la province de Madrid; un assez grand nombre d'inscriptions ont pu être reconstituées; *M. Cean-Bermudez*, dans son *Sommaire des Antiquités*, en a donné les textes. En voici une qui pourrait bien être un *ex-voto* comme nous en avons tant vu dans *les localités où les Romains avaient construit des thermes :*

. . . . T
. . . .
PRO SALUTE
C. CLODII. QVIV
TILIANI. V. . .

La source de **La Salud** émerge à 2 kilomètres de Carabaña. Elle a un débit de 2427 litres par 24 heures. Les eaux sont reçues dans de vastes réservoirs auxquels aboutissent des galeries, vestiges sans doute de quelque ancienne exploitation minière.

L'aréomètre de Beaumé marque dans l'eau *prise à la source ou transportée* 10°: les autres eaux purgatives n'accusent guère que 6 ou 7°.

1. Dans beaucoup de localités espagnoles et à Carabaña en particulier, le *service médical est en quelque sorte gratuit*. Le médecin y résidant donne ses soins à 150 familles pauvres et il reçoit de ce chef 750 pesetas sur les fonds municipaux; d'autre part, la Junte des laboureurs lui alloue 1750 pesetas pour l'assistance qu'il donne à 450 familles aisées.

D'après les analyses des Académies de médecine de Madrid et de Paris un litre d'Eau de **Carabaña** contient :

Sulfate de soude	100gr,1110
Sulfure de sodium	0 ,0499
Sulfate de magnésie	3 ,0711
Chlorure de sodium	1 ,6000
Chlorure de magnésium	0 ,4774
Chlorure de calcium	0 ,1967
Phosphate de soude	0 ,0210
Alumine	0 ,0005
Soit un total de sels anhydres de	106gr,0826

Exprimée en sels hydratés, la composition de l'eau de **Carabaña** donne :

Sulfate de soude (p. 10 équivalents d'eau)	227gr,0122
Sulfure de sodium	0 ,1536
Sulfate de magnésie	6 ,2958
Chlorure de sodium (anhydre)	1 ,6000
Chlorure de magnésium (à 6 équiv. d'eau)	1 ,0201
Chlorure de calcium id.	0 ,3881
Phosphate de soude (à 24 équiv. d'eau)	0 ,0576
Alumine (anhydre)	0 ,0005
Soit au total, pour les sels hydratés	236gr,5279

Cette ***puissante minéralisation*** s'explique par la ***nature du terrain*** à travers lequel sourdent ces eaux. Le sol de la province de Madrid renferme en quantité considérable un minerai spécial auquel les Espagnols ont donné le nom de *Glauberita*, parce que ce minerai est composé, pour la plus grande partie, de ***sulfate de soude***. Étant donnée la solubilité de ce sel, il n'est donc pas surprenant qu'il se retrouve ***en proportion considérable*** dans les eaux qui se sont frayé passage à travers les terrains ainsi composés et où le sulfate de magnésie n'entre que pour une quantité minime. Aussi l'eau minérale naturelle purgative de **Carabaña** occupe-t-elle une ***place exclusive et unique dans la classe des sulfatées sodiques magnésiennes.***

C'est ce que prouvent de nombreuses observations, dont nous citons les plus courtes.

OBSERVATIONS

44. — « *Maintes fois*, dit le ***Docteur R. M.***, j'ai recommandé l'Eau de **Carabaña**, soit de mon initiative, soit sur l'indication des malades qui, pour la plupart, la **préfèrent à d'autres Eaux purgatives**, et j'ai toujours obtenu des *résultats favorables*. J'ai remarqué surtout que ses effets sont bienfaisants dans les *épanchements des membranes séreuses* en s'opposant à l'amas excessif du liquide. »

125. — « *M'inspirant de l'opinion de plusieurs de mes éminents* confrères, qui ont expérimenté l'Eau de **Carabaña**, dit le *Docteur* **J. M. E.**, je me suis décidé à la prescrire, et j'ai constaté les ***excellentes propriétés purgatives*** qui la *distinguent des autres Eaux*. »

227. — « *Depuis que j'emploie et observe attentivement* les effets des Eaux de **Carabaña**, dit le *Docteur* **M. P.**, j'ai pu me convaincre qu'ils sont ***admirables*** et que c'est un ***purgatif rapide et sûr*** qui ne produit *aucune souffrance*, et est d'une grande utilité dans les multiples *affections gastro-hépatiques* de caractère chronique. Leur composition chimique spéciale à base essentielle de *sulfate de soude* et de *sulfures* les indique naturellement dans les *affections* ayant un caractère *herpétique et scrofuleux*. Mais la propriété ***la plus remarquable*** et vraiment ***inappréciable*** que ces Eaux possèdent sur toutes les autres, c'est que, dans leur emploi généralisé par le public même, elles n'ont *jamais produit*, tant leurs effets *sont bienfaisants*, les troubles graves que provoquent les *autres Eaux* et purgatifs que l'on emploie en dehors de la prescription des médecins. »

133. — « *L'action prompte*, *sûre* et *douce* de l'Eau de **Carabaña**, a dit le ***Professeur A. B.***, qui ne produit ni *douleurs*, ni *nausées*, ni *irritation*, m'a décidé à la prescrire comme ***purgatif salin, de préférence à tous autres.***

« Quand il est nécessaire, dans les affections aiguës, de produire des *dérivations énergiques du tube intestinal*, cette Eau minérale produit des résultats positifs et certains. A doses courtes et continuées, son usage provoque des modifications très favorables chez les ***dyspeptiques*** et les ***ictériques***, et chez tous ces malades dont *les affections dépendent du tube digestif et des organes qui s'y rattachent.*

« Mon appréciation est le résultat des observations que j'ai faites chez les adultes et les enfants, *depuis trois ans* que je conseille à mes clients, comme ***unique purgatif salin***, *l'usage de l'Eau de* **Carabaña.** »

184. — « J'ai employé à différentes reprises l'Eau de **Carabaña**, dit le ***Professeur B. G.***, et elle m'a *toujours donné d'excellents résultats*. Je puis assurer que c'est le purgatif salin dont l'action est la ***plus certaine***, la ***plus rapide***, tout en étant la ***moins fatigante***. Cela s'explique parfaitement, étant donné que les éléments principaux qui entrent dans sa composition sont des *sels de soude*, de *l'acide carbonique* et qu'elle est ***exempte de sels de potasse.*** »

43. — « Dans différentes occasions, dit le ***Docteur A. G.***, j'ai dû me renseigner sur la composition et les propriétés des Eaux de **Carabaña**, soit comme Membre de Jurys d'Expositions, soit comme Professeur. *De la vérification des analyses* des Eaux de **Carabaña** il résulte que ces Eaux sont, parmi les sulfatées sodiques, les ***plus riches en sel de soude, sel qui les caractérise.*** Elles possèdent une faible quantité de sulfate de magnésie qui entre dans la composition de celles de leur groupe et leur communique une saveur amère plus ou moins désagréable selon la proportion qu'elles en contiennent. Les *Eaux de* **Carabaña** *n'ont pas cette amertume* et leurs propriétés purgatives n'en sont pas pour cela diminuées.

« L'abondance du sel de Glauber dans les Eaux de **Carabaña** leur donne *l'avantage de pouvoir remplir différentes indications,* selon l'action que l'on désire obtenir. Toutes ces considérations leur ont valu ***une préférence spéciale sur les autres purgatifs salins.*** Lors des récentes analyses pratiquées sur des eaux prises directement à la source, nous avons pu constater la *présence du sulfure de sodium*, ce qui permettra d'agrandir le cercle des applications de l'Eau de **Carabaña** et de l'employer, par exemple, *dans les affections de la peau et des muqueuses.* »

Ce qui frappe tout d'abord dans la composition minérale de l'Eau de **Carabaña**, indépendamment de ses 100 grammes *de sulfate de soude,* ce sont ses 0,0499 de *sulfure de sodium.* Si l'on veut bien se reporter au tableau qui accompagne cette étude, on verra que l'Eau de **Carabaña** est *la seule de toutes les eaux purgatives* où il s'en rencontre; cette particularité permet de ***combiner la propriété purgative du sulfate de soude avec l'action antiherpétique de cet autre sel.*** Dans l'eau aérée le sulfure de sodium est remplacé par l'hyposulfite de soude et du soufre précipité en très minime quantité sans que, pour cela, se perdent ses propriétés antiherpétiques. L'Eau de **Carabaña** trouve de ce chef son application dans toutes les maladies constituant le domaine pathologique des chlorurées-sulfurées. Ingérée à petites doses, elle convient donc dans le traitement :

Des manifestations du lymphatisme et de la scrofule chez les enfants et les adultes;

Des engorgements hépato-spléniques simples;

Des accidents de la stase veineuse abdominale ou pléthore abdominale, et de certaines anémies rebelles reconnaissant pour cause un séjour prolongé dans les pays chauds, etc. »

Voici quelques observations à l'appui de ces applications spéciales :

OBSERVATIONS

77. — « J'administre depuis quelques années l'Eau minéro-médicinale de **Carabaña**, dit M. le *Docteur N. E.*, et j'ai constaté son action purgative douce à la dose de 100 à 120 grammes, sans qu'elle produise *la moindre incommodité*, bien qu'elle détermine des *évacuations abondantes* grâce auxquelles on a corrigé les *saburres gastro-intestinales,* les *catarrhes* de ces mêmes organes et les *états bilieux*. Elles produisent aussi un ***excellent résultat*** dans tous les cas où l'on désire obtenir une hypersécrétion dans la muqueuse pour provoquer une *révulsion* ou *dérivation* par rapport aux *processus pathologiques* qui existent dans des organes plus ou moins éloignés.

« Les *engorgements strumeux* et le *lymphatisme* sont aussi modifiés favorablement par l'usage de l'Eau de **Carabaña** administrée à dose altérante de 15 à 30 grammes. A consid[illegible] minéralisation, on peut affirmer que, par son emploi, les *états* [illegible]*leux* et *herpétiques* sont avantageusement modifiés. »

88. — « Les eaux de **Carabaña**, dit M. le *Docteur **F. J. S.***, par *leur action purgative* à dose élevée et altérante ou à doses faibles mais répétées, m'ont fait obtenir des *guérisons manifestes et rapides* dans les *dermatoses herpétiques et scrofuleuses*, dans les *catarrhes gastro-intestinaux* et dans les *affections hépatiques*. »

11. — « L'Eau minérale de **Carabaña**, dit M. le ***Professeur M. S. B.***, introduite depuis peu de temps dans la thérapeutique, a conquis dans ce domaine *un rang incontestablement brillant*.

« La ***douceur de son action purgative***, qui est égale à la ***certitude de ses effets***, *la facilité de son administration*, et le petit nombre de contre-indications, en font un précieux agent autant pour obtenir des indications causales que des indications secondaires. Ces Eaux produisent *des évacuations nombreuses*, ***abondantes***, ***régulières***, et ***sans la moindre douleur*** si on les emploie *à dose purgative*.

« *A petites doses*, continuées pendant plusieurs jours, elles ne causent pas de troubles gastriques et intestinaux, *tolérance qu'on n'obtient pas* avec d'autres Eaux de composition analogue.

« En étendant leur application au cercle de mes affections cliniques, j'ai obtenu ***d'admirables effets résolutifs*** dans des affections *prostatiques et vésicales* de caractère inflammatoire chronique et dans les *blénopathies* les plus importantes. *Dans les engorgements du col utérin* et les *leucorrhées*, si fréquents on ne l'ignore pas, leur usage quotidien à faible dose prise à jeun, combiné avec des injections et un bain local du vagin et du col utérin, est d'un *puissant secours pour combattre victorieusement ces affections*.

« Dans *les manifestations scrofuleuses, glandulaires et cutanées*, surtout dans les scrofulides de la face et du cuir chevelu, j'ai vu des résultats inespérés grâce à *l'usage topique de ces Eaux et à petites doses internes*.

« *Leur vulgarisation est à désirer*, car leurs applications cliniques, dérivées de l'étude de leur minéralisation, doivent être *chaque jour plus grandes et toujours parfaitement justifiables*. »

216. — « Le *meilleur éloge* de l'eau de **Carabaña**, dit le *professeur* **A. de R.**, est le bon résultat qu'elle produit dans toutes ses indications. *Depuis plus de trois ans que je l'emploie, je n'ai pas eu à me repentir une seule fois de l'avoir prescrite*.

« Elle est d'***un effet prodigieux*** dans les affections d'un *caractère scrofuleux*, et principalement dans les *catarrhes des voies biliaires* et dans toutes celles *où les purgatifs salins sont indiqués*.

« L'Eau de **Carabaña** est ***une grande acquisition pour la thérapeutique*** et spécialement *pour l'hydrologie;* car ce précieux médicament est *supérieur par ses merveilleux et sûrs effets* à toutes les eaux salines connues jusqu'à ce jour. »

97. — « Dans toutes les circonstances où il m'a été donné de faire usage, dans ma pratique, des purgatifs salins, dit le **Docteur B. A.**, ***j'ai toujours eu recours de préférence à l'Eau de Carabaña***, pénétré que j'étais de son efficacité.

« Elle a *toujours constamment répondu* aux indications que je me proposais de remplir grâce à elle, spécialement chez les malades atteints de *catarrhes des voies biliaires* et de *diarrhées par indigestion*. En dehors de cela, j'ai employé très souvent l'Eau de **Carabaña** dans les *eczémas scrofuleux* et *herpétiques* et je n'ai jamais eu de déception quelconque. Bien au contraire j'ai éprouvé une telle satisfaction que je n'ai pas hésité à conseiller à mes confrères d'en appeler dans lesdits cas cliniques à ce traitement dont ils ***sont sûrs de retirer un très heureux résultat***. »

140. — « L'étude et l'observation des propriétés physiques, chimiques et thérapeutiques de l'Eau de **Carabaña**, dit le ***Professeur P. S.***, ainsi que *les résultats satisfaisants qu'elles m'ont donnés* dans la pratique, m'ont décidé depuis longtemps à les préférer *à n'importe quel autre purgatif salin*. Leurs effets sont surprenants, surtout dans les affections *gastro-intestinales*, *herpétiques* et les *hyperhémies cérébrales*. Leur mode d'action, *aussi doux qu'il est efficace et sûr*, fait que je les considère comme une *véritable conquête pour la médecine moderne* et l'une des Eaux minérales appelées à rendre les plus grands services en thérapeutique. »

142. — « J'ai employé dans ma pratique, dit le ***Docteur J. V.***, le purgatif salin dénommé Eau de **Carabaña**. J'ai observé d'une manière satisfaisante que ses effets ***sont aussi favorables que peut le désirer le plus exigeant des malades appelés à en faire usage***. L'Eau de **Carabaña** peut s'employer avec *plus d'avantage qu'aucune autre* dans les *embarras gastriques*, *dans les cas dysménorrhéiques*, *dans les engorgements hépatiques* et *dans la plus grande partie des cas rebelles qui appartiennent à toute sorte de dermatoses*. »

Les effets physiologiques du *chlorure de calcium* dont l'Eau de **Carabaña** contient 1gr,967 et qui *n'existe dans aucune autre eau purgative*, ont été minutieusement étudiés par ***M. Georges Spillmann***[1].

Cet auteur lui attribue une *action dépressive sur le système nerveux*; il élève la température d'une façon sensible, et paralyse à haute dose les nerfs et les muscles. Très déliquescent, ce sel a pour l'eau une grande affinité. Mais son action la plus importante est celle qu'il exerce sur les *combustions intra-organiques*, en les activant et en renouvelant, par conséquent, *les actes internes de la nutrition*; il donne *aux tissus des éléments dont l'action est salutaire*, *au sang des chlorures*, *et aux tissus osseux*

1. *Thèse*, Nancy, 1886.

le phosphate de chaux. En outre, le chlorure de calcium est un *résolutif puissant*.

Des expériences récentes, dues à MM. Laborde et Aguilhon[1], concernant le rôle du *chlorure de magnésium*, ont révélé une *influence* très caractéristique de ce sel sur les *mouvements de l'estomac et de l'intestin* et sur la fibre musculaire lisse en général, sur la *sécrétion biliaire*, sur les phénomènes mécaniques respiratoires et sur le *fonctionnement cardiaque*. L'Eau de **Carabaña** en contient $0^{gr},4774$.

Ce que nous avons dit plus haut des effets de l'absorption des purgatifs expérimentalement démontrée par ***Vulpian, Moreau, Laborde***, etc., rend donc particulièrement précieuses des eaux qui *peuvent répandre dans l'organisme des éléments aussi salutaires* que le *sulfure de sodium*, le *chlorure de magnésium*, le *chlorure de calcium* dont l'eau de **Carabaña** contient *une assez juste proportion* pour faire sentir l'efficacité de leur action.

Le grand avantage d'une eau purgative naturelle *aussi riche en sulfate de soude* est de n'exiger qu'une *dose minime* pour agir, et cette action n'en est ni moins sûre, ni moins rapide, ni moins énergique.

Le grand inconvénient des *eaux purgatives à bases à peu près égales de soude et de magnésie* est d'être relativement très peu minéralisées et de nécessiter l'ingestion d'une grande quantité de liquide. En outre, elles sont froides et lourdes ; les estomacs délicats s'en accommodent mal, et *elles présentent une amertume telle que l'appréhension seule du breuvage peut aller parfois jusqu'à l'impossibilité d'avaler*. Leur action mécanique est plus violente sur la muqueuse intestinale et irrite profondément l'organe. Très altérantes, elles font presque toujours perdre à la langue sa configuration, sa couleur et son humidité normales; et, après que les coliques ont abandonné les selles, le ventre ne recouvre que très lentement son indolence à la pression.

Rien de pareil ne se produit avec l'Eau de **Carabaña**.

En premier lieu, il suffit *d'un à deux verres* pris le matin à jeun comme dose *laxative ou purgative*. La saveur particulière de l'Eau de **Carabaña**, saveur toute saline et non désagréable, disparaît sur-le-champ si l'on se rince la bouche avec de l'eau ordinaire.

1. *Tribune médicale*, nos 568 et 572. Voir aussi les discussions à la *Société de Biologie*, séances des 24 mai, 1er et 10 juin 1879.

L'action de l'Eau de **Carabaña** sur l'intestin se produit ***sans secousse aucune***; l'irritation sécrétoire ne suscite ***aucune colique***; l'estomac le plus susceptible ne saurait en éprouver ***aucune gêne; elle opère rapidement***, n'oblige à ***suspendre aucune occupation***, et, aussitôt après son emploi, ***le tube digestif reprend son état normal.***

L'effet purgatif est ***immédiat***, si l'on prend aussitôt après l'Eau de **Carabaña** une tasse de thé très chaud, d'infusion ou d'eau sucrée. Nous voyons même beaucoup de malades en faire usage avant le déjeuner du matin, sans rien changer, à ce point de vue, à leurs habitudes.

Ne produisant jamais ni douleurs, ni anxiété, ni vomissements, ni aucune incommodité, l'Eau de **Carabaña** peut être indifféremment ***administrée à l'enfant, au vieillard, aux personnes débiles comme aux plus robustes.***

OBSERVATIONS

52. — « Je *prescris fréquemment* l'Eau minérale de **Carabaña** à l'hôpital et dans la population, dit le ***Docteur T. M.*** Ses effets comme purgatif salin sont *certains* et s'obtiennent *sans les incommodités que produisent les autres* Eaux analogues et qui rendent celles-ci répugnantes aux malades. Je n'ai pas observé les nausées, vomissements, pesanteur, anxiété épigastrique, si communs quand on administre les purgatifs salins.

« Je la considère comme ***très utile dans beaucoup d'états accidentels du tube digestif*** qui exigent des évacuations intestinales, et de non moindre valeur dans ces affections où la *tension veineuse*, faisant obstacle à la circulation, *exige des déplétions séreuses.* »

93. — « Les Eaux minéro-médicinales naturelles de **Carabaña**, dit M. le ***Docteur J. R.***, que j'emploie depuis quelque temps contre *diverses affections du tube intestinal* de caractère catarrhal, ainsi que dans les *dyspepsies*, dans les *épanchements séreux* faisant obstacle à la circulation veineuse, comme aussi dans les *affections hépatiques*, m'ont ***toujours donné des résultats satisfaisants*** soit comme altérant à doses courtes et répétées pendant un certain temps, ou bien comme ***purgatif à haute dose*** selon le cas qui se présente. J'ai constaté que non seulement elles n'occasionnent *aucun trouble dans l'économie*, mais qu'elles offrent, au contraire, *l'avantage d'être bien tolérées par l'estomac*, de ne pas produire de nausées, de vomissements, de douleurs, de coliques ou irritation quelconque, et qu'elles ***sont ainsi préférables aux autres eaux salines les plus recommandées.*** »

110. — « Je recommande depuis longtemps dans ma pratique médicale, dit le ***Docteur de B.***, l'Eau de **Carabaña** comme un ***purgatif doux et sûr***, d'action rapide, et capable d'être soutenue sans *provoquer d'irritations intestinales.* Je la considère comme un *des purgatifs* *salins les plus dignes de recommandation* et comme un agent qui, à doses petites et continues, peut ***provoquer rapidement des modifications*** semblables à celles que déterminent à la longue les altérants alcalins. »

212. — « En ma qualité de Médecin de l'hôpital de Saint-Louis des Français à Madrid, dit M. le ***Docteur D.***, des Facultés de Paris et de Madrid, j'ai eu occasion d'employer les Eaux de **Carabaña** autant sur les malades de l'hôpital que dans ma pratique particulière. J'en ai obtenu d'***excellents résultats.*** Ces Eaux produisent leur *effet purgatif sans causer l'irritation gastro-intestinale des autres.* J'ai obtenu également de bons résultats dans les *affections de l'estomac*, en *en faisant prendre une cuillerée avant le repas.* »

113. — « J'emploie constamment l'Eau minéro-médicinale de **Carabaña**, dit M. le ***Professeur E. A.***, dans *divers états du tube digestif*, surtout dans les catarrhes fluxionnaires de cet appareil, et j'ai remarqué qu'*à doses courtes et répétées fréquemment*, elles produisent des phénomènes altérants, selon ce que m'a indiqué l'état de faiblesse des pulsations comparativement à ce qu'il était avant leur administration; *prise à doses de 150 à 200 grammes*, l'Eau de **Carabaña** produit *l'effet purgatif certain*, sans occasionner *les incommodités que les autres produisent dans le tube digestif* et qui sont : mauvais goût de la bouche, nausées, vomissements, tranchées.

« Par conséquent, je considère les Eaux de **Carabaña** comme ***très utiles*** dans tous les cas où les purgatifs sont indiqués, et elles doivent ***être préférées aux autres purgatifs*** qui, par leurs conditions plus ou moins drastiques, *ne doivent pas être administrés.* »

218. — « Depuis que je me suis proposé d'observer les effets de l'Eau de **Carabaña**, dit le ***Docteur F. C.***, je l'ai prescrite chaque fois que les purgatifs dialitiques étaient indiqués, et j'ai constaté qu'à doses hautes ou purgatives, elle *produit avec facilité l'effet désiré sans occasionner de vomissements, de pesanteur d'estomac, d'irritation intestinale.* L'acide carbonique qu'elle contient en dissolution exerce nécessairement une action modératrice sur la sensibilité de la muqueuse stomacale d'où l'absence des deux premières incommodités; et si la troisième n'est pas constatée, *cela tient au manque de sulfate de potasse*, sel auquel *d'autres Eaux minérales doivent leur action irritante.*

« En considérant que ses effets sont exosmotiques (effets d'ordre physique), je *la considère comme indiquée* toutes les fois qu'on doit administrer un purgatif dans le but d'*éviter les congestions d'organes déterminés connus*, par exemple, dans certaines affections de l'appareil génito-urinaire ou autres. »

99. — « Si dans le choix de tout purgatif, dit le ***Docteur F.***, le médecin cherche toujours la facilité de son administration, des effets sûrs et prompts, sans aucune incommodité consécutive, je crois qu'il ***n'en existe pas de comparable à l'Eau de Carabaña.***

« Cette opinion, je l'ai acquise dans ma pratique, et après de *nombreux cas suivis de succès constants.* »

120. — « Depuis trois ans, dit le ***Docteur M. U.***, j'emploie l'eau minérale de **Carabaña**. J'en obtiens toujours un *résultat plus satisfaisant et plus sûr qu'avec l'eau d'Hunyadi Janos et les autres*, lorsqu'il s'agit d'affections cardiaques et, par conséquent, ***dans la symptômatique du ventre***, principalement dans les ascites consécutives ou obstacles de la circulation. »

71. — « Ayant employé fréquemment l'Eau minérale de **Carabaña**, dit le ***Docteur E. S.***, pour remplir diverses indications, j'ai observé ses deux principaux effets, le *diurétique* et le *purgatif*, suivant qu'elle était administrée à doses faibles et diluée dans de l'eau, ou, au contraire, pure et à doses plus élevées. Ces effets se produisent ***avec plus de certitude qu'avec les autres purgatifs salins*** similaires et sans *laisser un état d'irritation quelconque*, ce qui n'arrive pas ordinairement avec la généralité des purgatifs. »

222. — « Il y a déjà plusieurs années, dit le ***Professeur L. S. M.***, que j'emploie l'Eau minéro-médicinale de **Carabaña**, et j'ai toujours obtenu avec elle une *action purgative nullement douloureuse et exempte de toute irritation gastro-intestinale*.

« C'est un purgatif dialitique dont l'usage porte avec lui deux avantages qui recommandent par eux seuls l'emploi d'un agent thérapeutique : ***sûreté dans les effets, saveur à laquelle s'habitue facilement*** le palais le plus sensible et le plus capricieux comme *celui des enfants et des hystériques*.

« En considérant que le *sulfate de soude* est l'agent minéralisateur qui prédomine dans sa composition, on s'explique l'ensemble d'actions qu'il déploie dans l'organisme, et il se recommande aux praticiens comme une des substances dignes ***d'occuper un rang préféré dans la médication cathartique***. *Dans les catarrhes intestinaux*, dans cet état, modernement connu sous le nom impropre de « *pléthore abdominale* », et dans *l'astriction* qui accompagne si fréquemment les maladies utérines, c'est là où l'Eau de **Carabaña** rend les ***services les plus utiles*** au malade et les plus satisfaisants pour le médecin. »

123. — « Je fais depuis assez longtemps, dit le ***Docteur A. M. de S., J.***, un usage personnel de l'Eau minérale purgative de **Carabaña**. Je la prescris aussi, et de ***préférence à toute autre***, à ceux qui me consultent sur l'administration de purgatifs salins. Elle est d'une ***efficacité constante*** dans ses effets, sans produire ni douleurs, ni irritation d'aucune sorte. Je crois donc que l'Eau de **Carabaña** est un ***purgatif salin qu'on ne peut remplacer*** et qui obtiendra *chaque jour un plus juste crédit parmi les médecins*. »

126. — « Chaque fois que j'ai employé l'Eau minéro-médicinale de **Carabaña**, dit le ***Docteur G. P.***, soit à l'hôpital, soit dans la pratique particulière, j'ai eu occasion de constater qu'elle possède un ***effet purgatif, sûr***, sans produire *aucune irritation dans le tube digestif;* j'ai eu, en outre, occasion d'observer qu'elle est de *très utile application dans les états dyspeptiques*. »

128. — « J'ai toujours eu occasion d'observer, dit le ***Professeur D.***, soit dans mes propres expériences, soit dans les nombreux cas où je l'ai recommandée, que l'Eau de **Carabaña** est d'un ***effet rapide et sûr***, sans ***produire d'incommodités d'aucune sorte***.

« Elle n'est pas non plus répugnante *comme les autres Eaux salines amères*, par suite de la prédominance dans sa composition du sulfate de soude.

« A très petites doses (40 à 50 grammes par jour) elle m'a donné d'**excellents résultats** dans les cas *d'hypersécrétion bilieuse* et *d'atonie du tube intestinal.* »

232. — « Le *manque absolu de sels de potasse* dans l'Eau de **Carabaña**, dit le **Docteur S. C.**, fait de ce composé naturel un *purgatif salin doux et efficace* avec lequel il n'y a pas à craindre un effet irritant consécutif. Je l'ai observé dans de nombreux cas. Je dois ajouter qu'elles **sont incomparables** dans l'*eczéma* et dans les *affections gastro-hépatiques. L'excellente santé dont jouissent quelques membres de ma famille, moi compris*, est due, sans aucun doute, à l'usage que nous faisons de temps en temps de cette Eau magnifique. »

236. — « L'eau minérale de **Carabaña**, dit le **Docteur J. H.**, est un *purgatif salin doux, sûr dans son action et de nulle fatigue.* Chez les sujets débiles et de tempérament lymphatique, il est de ***merveilleuse application.*** »

237. — « L'Eau de **Carabaña**, dont la *saveur n'est pas désagréable* et qui peut se prendre sans répugnance, dit le **Professeur D. de la T.**, est un purgatif *salin d'une incontestable utilité.*

« A dose convenable, son effet est *constant* et si *simple* qu'il s'opère sans déterminer de vomissements, de coliques, ni aucune fatigue.

« On peut aussi l'employer comme altérant à doses courtes et répétées, sans que son usage prolongé entraîne le moindre trouble; ***elle constitue donc le plus remarquable de tous les purgatifs.***

41. — « J'ai employé et emploie dans ma pratique particulière l'Eau de **Carabaña**, dit le **Docteur J. L.**, ***médecin-major du corps de santé militaire;*** j'ai toujours observé que c'est un ***purgatif salin d'un succès certain et facile***, et qui ne produit ni *irritations*, ni *douleurs gastro-intestinales;* sa saveur n'étant pas désagréable, elle est aussi *très facilement administrée aux enfants.* »

Le temps ni la chaleur ne font perdre à l'Eau de **Carabaña** aucune de ses propriétés thérapeutiques et médicinales; elle se *conserve indéfiniment* et *s'expédie aisément* dans tous les pays, quelle que soit leur latitude.

Par les temps très froids il peut arriver qu'elle cristallise; il suffit alors, avant de l'employer, de la faire légèrement chauffer jusqu'à ce que les cristaux soient dissous. Les particules que l'on peut apercevoir, grâce à la limpidité admirable de cette eau, appartiennent à sa minéralisation; elles disparaissent dès qu'on agite vivement la bouteille.

L'Eau de **Carabaña** est la plus estimée et la plus recommandée depuis longtemps en Espagne, où cependant abondent les Eaux salines fortes.

« J'ai eu le plaisir et la satisfaction, dit le **Docteur M. B.**, d'être un des *premiers médecins de Madrid* à employer et à recommander l'Eau de **Carabaña** comme purgatif et détersif, ayant eu occasion de connaître et d'apprécier les bons effets de ce médicament pendant mes six années d'exercice à dater de 1849, dans le district judiciaire de Chinchon. »

Elle est prescrite par les médecins, *de préférence à toutes les autres*, toutes les fois qu'il s'agit

De maladies appartenant au groupe nosologique des affections stomacales et de certaines diathèses.

Les différentes expositions auxquelles l'Eau de **Carabaña** a pris part ont chaque fois été pour elle *l'occasion de hautes récompenses*; elle compte aujourd'hui de ce chef

10 médailles d'or et 6 diplômes d'honneur.

Depuis 1885, un *établissement thermal* a été ouvert et reçoit chaque année un *nombre important de malades.*

Dans sa séance du 12 mai 1885, *l'Académie de médecine de Paris*, adoptant les conclusions de son Rapporteur, *s'est prononcée pour l'usage de l'Eau minérale naturelle purgative de* **Carabaña.**

Nous dirons en terminant avec le regretté ***Professeur F. M.*** :
« ***Il faudrait ne plus croire à la bonne foi et à l'intelligence***
« ***médicales pour que l'Eau de*** **Carabaña** ***ne parvienne pas à***
« ***occuper le premier rang parmi les médicaments.*** »

Nous avons fait suivre cette étude d'un tableau comparatif de la minéralisation des principales eaux purgatives de l'Europe. Ce tableau nous montre combien la France, *si riche en eaux minérales de toutes classes, est peu favorisée sous le rapport des eaux purgatives.*

Il fait ressortir par contre la puissante minéralisation des eaux espagnoles.

Les capitaux français, toujours prêts à aider au développement de toutes les industries et à en faire bénéficier notre pays, ont choisi, de l'autre côté des Pyrénées, la source de la **Salud** à **Carabaña** comme pouvant lutter, ***avec une supériorité incontestable***, *contre les produits similaires d'origine allemande*, et ils ont entrepris de l'exploiter. A ses qualités thérapeutiques remarquables ***l'Eau de*** **Carabaña** ***joint donc le mérite d'être une eau de pays latin.***

Tableau comparatif de la minéralisation des différentes Eaux purgatives.

PAYS D'ORIGINE	SULFATE de SOUDE	SULFATE de CHAUX	SULFATE de POTASSE	SULFATE de MAGNÉSIE	CHLORURE de CALCIUM	CHLORURE de MAGNÉSIUM	CHLORURE de SODIUM	SULFURE de SODIUM	PHOSPHATE de SOUDE	SELS DE POTASSE, SILICE, ALUMINE, CARBONATES
EAUX DE PAYS LATINS	gr.	gr.	gr.	gr.	gr.	gr.	gr.	gr.	gr.	gr.
Carabaña	**100,1110**	»	»	**3,711**	**1,967**	**0,4774**	**1,600**	**0,0499**	**0,0210**	»
Loeches.	79,321	0,014	8,519	22,922	»	0,538	»	»	»	»
La Insperada. . . .	57,448	0,843	»	41,352	»	»	»	»	»	»
Cruzy.	»	»	»	36,38	»	»	0,83	»	»	0,74
Miers.	2,675	0,945	»	»	»	0,750	0,020	»	»	0,517
Montmirail..	5,06	1	»	9,31	»	0,83	»	»	»	0,89
EAUX DE PAYS ALLEMANDS										
Pullna.	16,1197	0,3384	0,6250	11,9003	»	2,1700	1,30	»	»	1,0475
Royale Hongroise. .	17,802	0,602	»	29,73	»	»	4,486	»	»	2,933
Hunyadi-Janos. . . .	15,91	»	0,084	16,01	»	»	»	»	»	1,781
Saidschutz.	6,0951	1,3121	0,5203	10,9565	»	0,2823	»	»	»	3,4285
Sedlitz..	3,730	0,581	»	31,830	»	»	»	»	»	0,220
Birmenstoff.	7	»	»	22	»	»	»	»	»	»

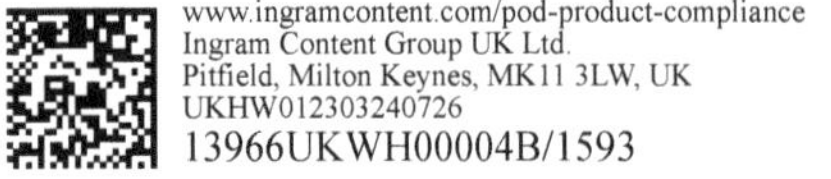

www.ingramcontent.com/pod-product-compliance
Ingram Content Group UK Ltd.
Pitfield, Milton Keynes, MK11 3LW, UK
UKHW012303240726
13966UKWH00004B/1593